学校诺如病毒感染防控百问百答

组织编写　中国疾病预防控制中心
　　　　　北京市疾病预防控制中心

主　编　严　俊　丁库克　郭　欣

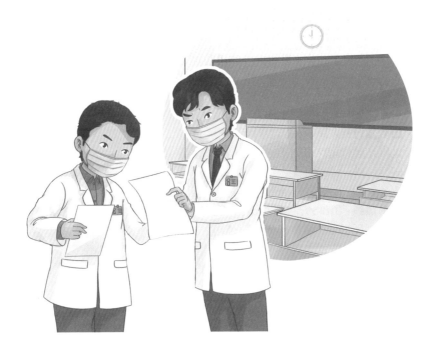

人民卫生出版社
·北京·

图书在版编目（CIP）数据

学校诺如病毒感染防控百问百答 / 严俊，丁库克，郭欣主编 . —北京：人民卫生出版社，2022.7

ISBN 978-7-117-33307-8

I.①学… Ⅱ.①严… ②丁… ③郭… Ⅲ.①肠道病毒感染 – 防治 – 问题解答 Ⅳ.①R512.5–44

中国版本图书馆 CIP 数据核字（2022）第 111079 号

人卫智网	www.ipmph.com	医学教育、学术、考试、健康，购书智慧智能综合服务平台
人卫官网	www.pmph.com	人卫官方资讯发布平台

学校诺如病毒感染防控百问百答
Xuexiao Nuoru Bingdu Ganran Fangkong Baiwen Baida

主　　编：严　俊　丁库克　郭　欣
出版发行：人民卫生出版社（中继线 010-59780011）
地　　址：北京市朝阳区潘家园南里 19 号
邮　　编：100021
E - mail：pmph @ pmph.com
购书热线：010-59787592　010-59787584　010-65264830
印　　刷：北京汇林印务有限公司
经　　销：新华书店
开　　本：710×1000　1/16　印张：6
字　　数：75 千字
版　　次：2022 年 7 月第 1 版
印　　次：2022 年 12 月第 1 次印刷
标准书号：ISBN 978-7-117-33307-8
定　　价：36.00 元

打击盗版举报电话：**010-59787491**　E-mail：WQ @ pmph.com
质量问题联系电话：**010-59787234**　E-mail：zhiliang @ pmph.com
数字融合服务电话：**4001118166**　E-mail：zengzhi @ pmph.com

《学校诺如病毒感染防控百问百答》
编写委员会

主　编
　　严　俊　中国疾病预防控制中心
　　丁库克　中国疾病预防控制中心
　　郭　欣　北京市疾病预防控制中心

副主编
　　刘　瑶　中国疾病预防控制中心
　　杨　涵　北京市疾病预防控制中心

编　者（按姓氏笔画排序）
　　王妍彦　中国疾病预防控制中心环境与健康相关产品安全所
　　王霄晔　中国疾病预防控制中心
　　刘梦迪　北京市大兴区疾病预防控制中心
　　许　娟　中国疾病预防控制中心营养与健康所
　　纪政屹　聊城市疾病预防控制中心
　　李　婷　北京市疾病预防控制中心
　　李洪兴　中国疾病预防控制中心农村改水技术指导中心
　　杨　倬　中国疾病预防控制中心营养与健康所
　　杨文娜　北京市疾病预防控制中心

谷云有 中国疾病预防控制中心营养与健康所

沈　瑾 中国疾病预防控制中心环境与健康相关产品安全所

张　荔 中国疾病预防控制中心

张宇晶 中国疾病预防控制中心环境与健康相关产品安全所

张京舒 北京市疾病预防控制中心

陈东妮 北京市疾病预防控制中心

林　琳 中国疾病预防控制中心

赵晨杉 中国疾病预防控制中心

秦　冉 北京市疾病预防控制中心

夏志伟 北京市疾病预防控制中心

唐小哲 中国疾病预防控制中心

靳　淼 中国疾病预防控制中心病毒病预防控制所

路宗博 聊城市疾病预防控制中心

缪可心 聊城市疾病预防控制中心

绘　图

尧一文化

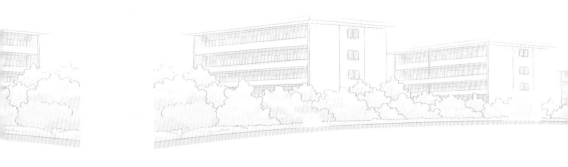

　　诺如病毒具有高度传染性和快速传播的特点，全人群普遍易感，是全球急性胃肠炎散发病例和暴发疫情的主要致病原。我国每年10月份至次年3月份是诺如病毒感染的高发时期，极易在社区、学校、托幼机构等集体单位引起暴发、流行。舆论对此关注度较高。

　　儿童、青少年是国家的希望，民族的未来。习近平总书记等党和国家领导人高度重视儿童、青少年健康问题。习近平总书记在全国卫生和健康大会上强调，要加强健康知识宣传力度，提高学生主动防病意识。

　　为有效控制诺如病毒感染引起的急性胃肠炎在校园与托幼机构内的发生和蔓延，提高广大学生、家长、学校和社会的科学防控能力，应加强对诺如病毒及其急性胃肠炎的科普宣传。为此，中国疾病预防控制中心、北京市疾病预防控制中心深感自己有责任编写一本集科学性、通俗性、实用性于一体的科普读物，帮助学校教职工、学生和家长系统、准确、快速地掌握诺如病毒感染防控基础知识及要点。

　　《学校诺如病毒感染防控百问百答》分为五篇有上百个问题，以问答的方式从最基本的基础知识，逐步延伸至组织保障、监测预警、应急处置与日常防护，并归纳总结出重点人群诺如病毒感染防控核心要点,简明清晰,便于阅读。

　　希望读者通过阅读此书,能够对诺如病毒及其急性胃肠炎多一些了解、少一些迷惑与担忧,进一步做好学校等集体性单位诺如病毒感染防控工作。

　　希望此书对学校教职工、学生、家长等有所帮助。

编　者

2022 年 5 月

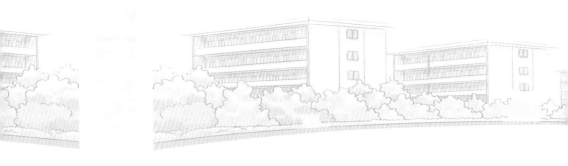

一、基础知识篇

二、组织保障篇

三、监测预警篇

四、应急处置篇

五、日常防护篇

一、基础知识篇

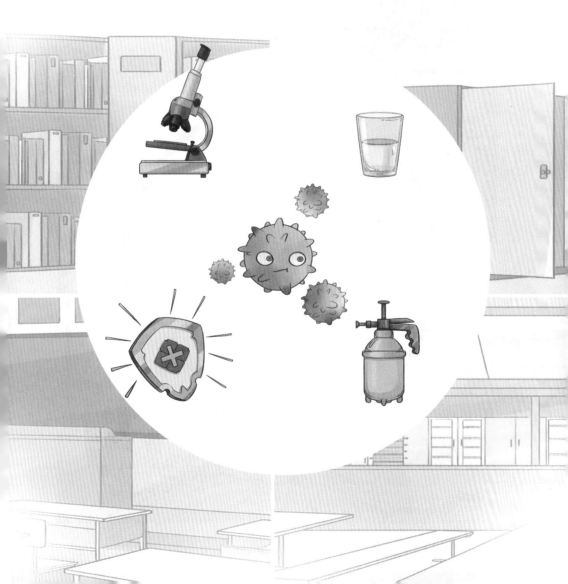

（一）认识传染病

▶ 1. 什么是传染病

传染病是由各种病原体引起的能在人与人、动物与动物、人与动物或人与环境之间相互传播的一类疾病，具有传染性和流行性，有些还具有季节性或地方性特征。一般情况，病原体感染后患者常有免疫性，短时间内不会再次感染相同的病原体。

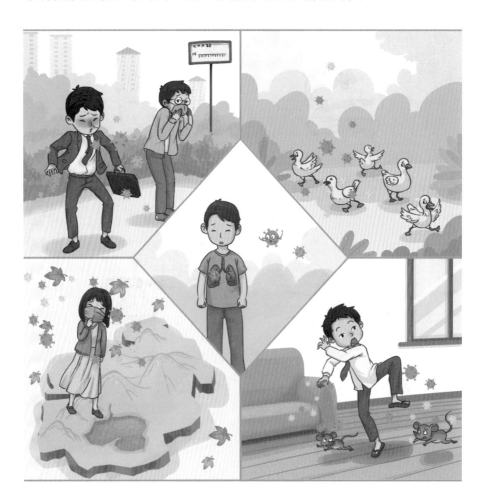

➠ 2. 什么是新发传染病

新发传染病是新出现传染病和再发传染病的总称,前者是指新种或新型病原体引发的传染病,后者是指已经存在但近年来其发病率增加或流行区域扩大,或面临增加危险的已有疾病。新发传染病已经成为全球性重大公共卫生问题。

➠ 3. 什么是法定报告传染病

根据《中华人民共和国传染病防治法》规定,目前我国法定报告传染病分为甲、乙、丙 3 类,共 40 种。法定报告传染病发生时须及时向卫生主管机关报告,并按法律的规定进行治疗甚至隔离等措施。我国一直将由诺如病毒感染引起的急性胃肠炎(以下简称"诺如病毒急性胃肠炎")列入丙类传染病中"其他感染性腹泻病(除霍乱、细菌性和阿米巴性痢疾、伤寒和副伤寒以外的感染性腹泻病)"进行报告管理。

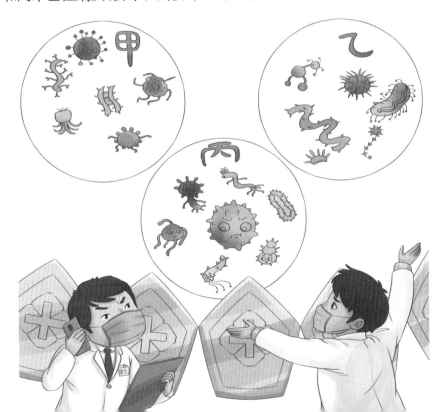

➥ 4. 什么是突发公共卫生事件

根据我国 2003 年 5 月 9 日公布的《突发公共卫生事件应急条例》，突发公共卫生事件是指突然发生、造成或者可能造成社会公众健康严重损害的重大传染病疫情、群体性不明原因疾病、重大食物和职业中毒以及其他严重影响公众健康的事件。

➥ 5. 突发公共卫生事件响应级别有哪些

根据我国《国家突发公共卫生事件应急预案》规定，突发公共卫生事件应急响应按照公共卫生事件性质、涉及范围和危害程度等分为特别重大（Ⅰ级）、重大（Ⅱ级）、较大（Ⅲ级）、一般（Ⅳ级）四个等级。

➥ 6. 什么是传染过程

传染过程是指病原体进入宿主机体后，与机体相互作用的过程，亦即传染发生、发展，直至结束的整个过程。宿主接触病原体后，可以呈现为程度不同的反应，包括未发生感染、隐性感染、轻型感染、中型感染、重型感染和病死等。所以，传染过程不一定都导致传染病。

➥ 7. 什么是病原体

病原体指能够引起宿主致病的各类生物，包括病毒、细菌、立克次体、支原体、衣原体、螺旋体、真菌以及朊病毒等各种微生物及寄生虫等。

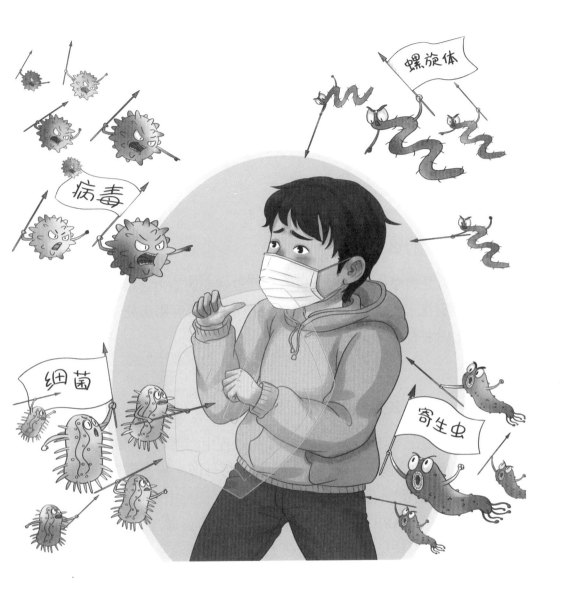

▶ 8. 什么是传染力

　　传染力是病原体引起易感宿主发生感染的能力。传染力大小可通过引发感染所需的最小病原体数量来衡量,也可通过人群中二代发病率来评价。不同病原体的传染力有很大的差异。

► 9. 什么是致病力

致病力是病原体侵入宿主后引起临床疾病的能力。致病力受到宿主和病原体两方面的诸多因素影响。一般认为,在病原体方面主要取决于病原体在体内的繁殖速度、组织损伤的程度及病原体产生毒素的毒性。

► 10. 什么是毒力

毒力是病原体感染机体后引起严重病变的能力。毒力与致病力的差别在于毒力强调的是疾病的严重程度,可用病死率和重症病例比例来表示。

► 11. 什么是病原体的变异

微生物在与环境相互不断作用的过程中能够对不同的环境信号作出反应,快速改变基因表达方式。另外微生物也可发生基因突变与重组,使原有的生物性状发生改变,甚至出现新型病原体。如 2003 年的 SARS 病毒、2009 年的甲型流感病毒,就是病原体变异的结果。对传染病流行具有较大影响作用的病原体变异主要有抗原性变异、耐药性变异和毒力变异。

► 12. 什么是宿主

宿主是指在自然条件下能被传染性病原体寄生的人或其他活的动物。宿主不仅能受到损害,也能抵御、中和外来侵入。当机体具有充分的免疫能力时,则病原体难以侵入,或难以在宿主体内生存、繁殖,难以导致感染和发病。

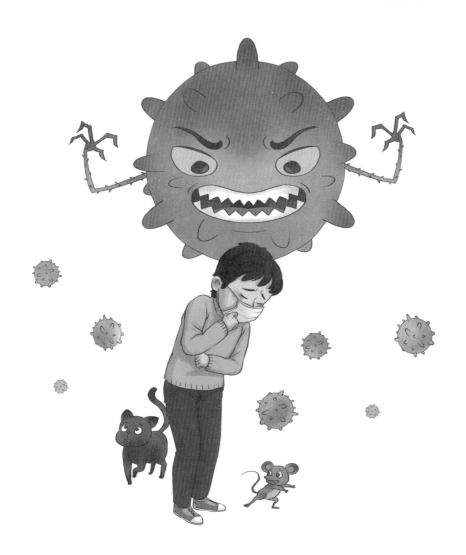

▶ 13. 什么是自然宿主和中间宿主

自然宿主是指为微生物提供长期稳定寄生环境的生物。自然宿主可以为微生物提供营养和保护，但不会因感染病原微生物而致病。

中间宿主通常是指天然不携带某种病原体，但是可以被自然宿主携带的病原体感染，并可以向其他物种传播病原体的宿主。

▶ 14. 什么是传染病的流行过程

流行过程是传染病在人群中连续传播的过程,包括病原体从传染源排出,经过一定的传播途径,侵入易感者机体而形成新的感染的整个过程。

流行过程必须具备传染源、传播途径和易感人群三个基本环节,只有三个环节相互连接共同发挥作用时,才能使流行过程得以延续。任何一个环节的变化都可能影响传染病的流行和消长。

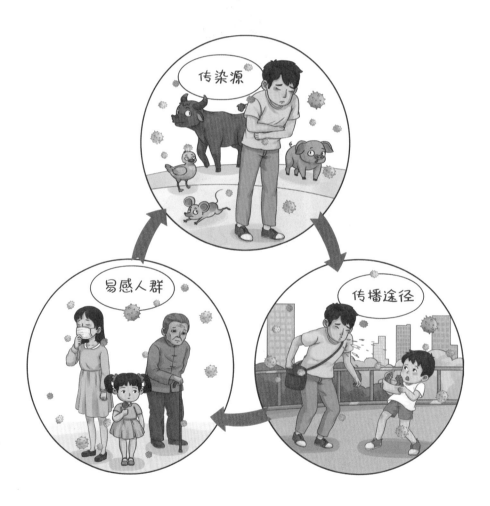

▶ 15. 什么是传染源

传染源是指体内有病原体生长、繁殖,并能排出病原体的人和动物,包括病人、病原携带者和受感染的动物。病人体内存在大量病原体,又具有利于病原体排出的临床症状,如咳嗽、腹泻等,因此病人是最重要的传染源。

▶ 16. 什么是隐性感染者

隐性感染又称亚临床感染,是指病原体侵入人体后,仅引起机体产生特异性的免疫应答,不引起或只引起轻微的组织损伤,因而在临床上不显出任何症状、体征,只能通过免疫学检查才能发现。虽然隐性感染者不表现出临床症状,但其仍然可能具有传染性,能够将病原体传播给他人。

▶ 17. 什么是病原携带者

病原携带者是指没有任何临床症状而能排出病原体的人,是带菌者、带毒者和带虫者的统称。病原携带者作为传染源的意义大小,不仅取决于携带者的类型、排出病原体的数量、持续时间,更重要的取决于携带者的职业、生活行为、活动范围等。

▶ 18. 什么是潜伏期

潜伏期是指病原体侵入机体至最早出现临床症状的一段时间。潜伏期长短受很多因素影响,如病原体的侵入途径、数量、毒力、繁殖能力及机体状态等。不同的传染病潜伏期长短不一,短至数小时,长至数月,甚至数年。

▶ 19. 什么是临床症状期

临床症状期是指出现该病的特异症状和体征的时期。此期病人体内病原数量较多,又存在利于病原体排出的症状,所以此期病人作为传染源的意义最大。

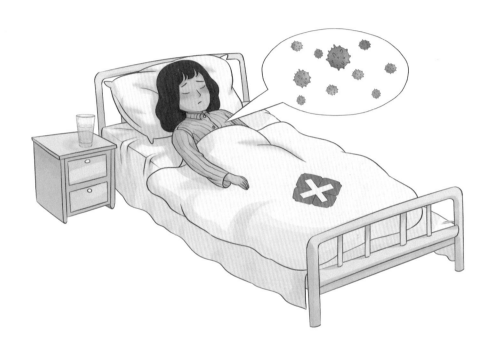

▶ 20. 什么是恢复期

恢复期是指病人的临床症状消失,机体遭受的各种损害逐渐恢复到正常状态的时期。病人免疫力开始恢复,体内病原体被清除,一般不再起传染源作用。

▶ 21. 什么是传染期

病人排出病原体的整个时期,称为传染期。传染期的长短可影响疾病的流行特征,是决定传染病病人隔离期限的重要依据。有些传染病排出病原体的时间很长,甚至终身。

▶ 22. 什么是传播

传播是指病原体从一个宿主转移到另一个宿主的过程,即病原体更换宿主的过程,包括病原体排出途径、传播途径和侵入途径。

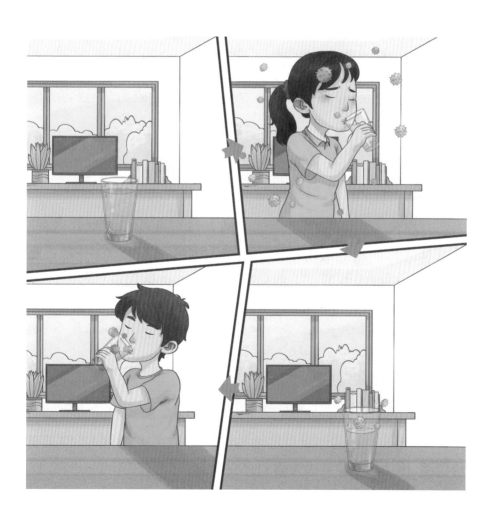

▶ 23. 什么是传播途径

传播途径是指病原体从传染源排出至侵入宿主前,在外环境中停留和转移所经历的全过程。

常见的传播途径包括经空气传播、经水传播、经食物传播、经接触传播、虫媒传播、土壤传播、医源性传播和垂直传播等。多数传染病可通过一种以上途径传播,以哪一种途径传播取决于病原体所处环境。

▶ 24. 什么是易感人群

易感人群是指对某种传染病病原体缺乏免疫力,导致容易感染该病原体的人群。

▶ 25. 什么是人群易感性

人群作为一个整体对传染病的易感程度称为人群易感性。人群易感性的高低取决于该人群中易感个体所占的比例,也与人群的一般健康有关。人群易感性高低与传染病的流行有密切关系。

▶ 26. 什么是疫源地

疫源地是指传染源及其排出的病原体向周围所能波及的范围,即可能发生新病例或新感染的区域。形成疫源地的条件是有传染源、传播途径和易感人群的存在。

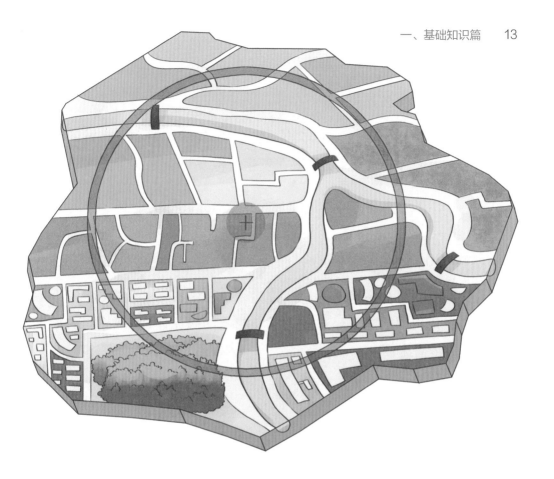

▶ 27. 疫源地消灭的条件是什么

疫源地消灭必须具备三个条件：

（1）传染源已被移走或不再排出病原体；

（2）传染源播散在外环境中的病原体被彻底消灭；

（3）所有易感接触者经过该病最长潜伏期而未出现新病例或证明未受到感染。

▶ 28. 什么是疾病流行强度

疾病流行强度是指在一年时期内，某病在某地区某人群中发病率的变化及其病例间的联系程度，常用散发、暴发、流行及大流行表示。

▶ 29. 什么是散发

散发是指发病率呈历年的一般水平,各病例间在发病时间和地点上无明显联系,表现为散在发生。散发一般是对于范围较大的地区而言。

▶ 30. 什么是暴发

暴发是指在一个局部地区或集体单位中,短时间内突然发生很多症状相同的病人。这些人感染相同的病原体,多有相同的传染源或传播途径。

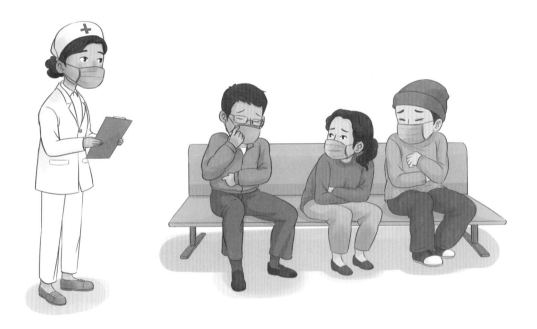

▶ 31. 什么是流行

流行是指在某地区某病的发病率显著超过该病历年发病率。相对于散发,流行出现时各病例之间呈现明显的时间和空间联系。

▸ 32. 什么是大流行

大流行是指某病发病率显著超过该病历年发病率,疾病蔓延迅速,涉及地区广,在短期内跨越省界、国界甚至洲界形成世界性流行。

▸ 33. 什么是消毒

消毒是指采用化学、物理、生物的方法杀灭或消除环境中致病性微生物的一种措施。一般分为预防性消毒和疫源地消毒。

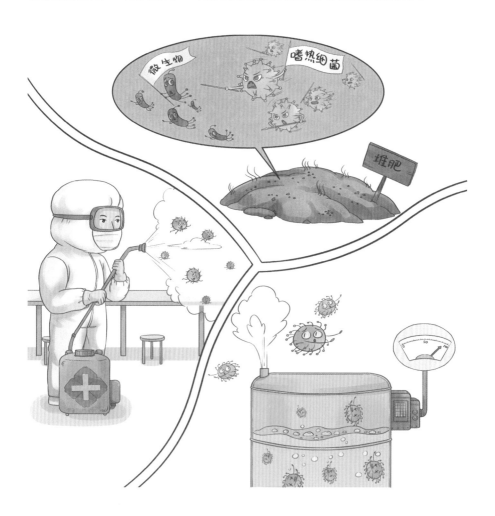

► 34. 什么是预防性消毒

对可能受病原体污染的场所和物品施行消毒。

► 35. 什么是疫源地消毒

对现有或曾经有传染源存在的场所进行的消毒。其目的是消灭传染源排出的病原体。疫源地消毒分为随时消毒和终末消毒。随时消毒是指在有传染源存在的疫源地,对其排泄物及分泌物或被污染的物品、场所及时进行消毒;终末消毒是指传染源痊愈、死亡或离开后对疫源地进行的一次彻底消毒,其目的是完全清除传染源播散在环境中的病原体。只有对外环境抵抗力较强的病原体才需要进行终末消毒。

（二）认识诺如病毒

► 1. 什么是诺如病毒

诺如病毒属于杯状病毒科诺如病毒属,为单股正链 RNA 病毒,表面无包膜。

诺如病毒具有遗传多样性。根据基因特征,诺如病毒被分为多个基因群(genogroup,G),G Ⅰ 和 G Ⅱ 是引起人类急性胃肠炎的两个主要基因群,超过 30 个基因型。

诺如病毒变异快、免疫保护时间短,每隔几年即可出现引起全球流行的新变异株。同一个人可重复感染同一毒株或不同型别的诺如病毒。

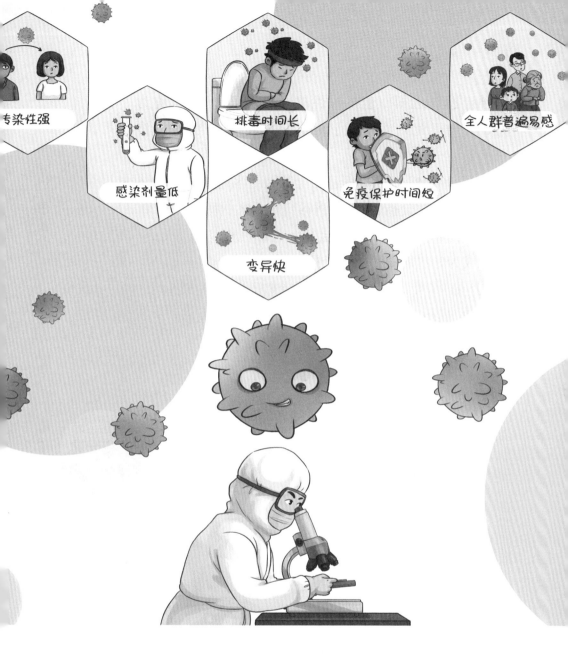

传染性强

感染剂量低

排毒时间长

变异快

免疫保护时间短

全人群普遍易感

► 2. 诺如病毒是怎么被发现的

　　1968 年,美国诺瓦克镇一所小学发生急性胃肠炎暴发。1972 年,Kapikian 等科学家利用免疫电镜技术在此次暴发疫情的患者粪便中发现一种直径约 27nm 的病毒颗粒,以地名将之命名为诺瓦克病毒。此后,世界各地陆续从急性胃肠炎患者粪便中发现多种形态与之相似但抗原性略异的病毒颗粒,统称为诺瓦克样病毒。由于此病毒呈圆形,无包膜,表面光滑,也称作小圆状结构病毒。

1992 年,诺瓦克病毒的全基因组序列被获得,根据基因组结构和系统进化分析,诺瓦克病毒归属于杯状病毒科。2002 年 8 月,第八届国际病毒命名委员会统一将诺瓦克样病毒命名为诺如病毒,并成为杯状病毒科的一个独立属——诺如病毒属。

1995 年,中国报道了首例诺如病毒感染病例,之后山西、北京、安徽、福州、武汉、广州等地区先后发生多起诺如病毒感染引起的暴发疫情。

▶ 3. 诺如病毒具有哪些特点

诺如病毒具有传染性强、感染剂量低、排毒时间长、变异速度快、免疫保护时间短和全人群普遍易感等特点,使得在学校、家庭、医院、社区、幼儿园、旅游区等人群聚集场所易于出现诺如病毒感染疫情。

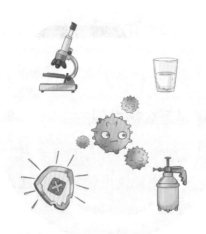

▶ 4. 诺如病毒环境抵抗力如何

诺如病毒环境抵抗力强。诺如病毒在 0~60℃的温度范围内均可存活,可在物体表面存活 2 周,在水中存活 2 个月以上。酒精和免洗手消毒液没有灭活效果,但使用较高浓度含氯消毒剂可灭活诺如病毒。

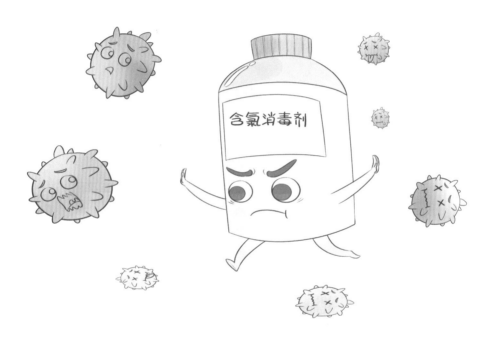

▶ 5. 诺如病毒急性胃肠炎的流行季节是什么时间

诺如病毒全年均可发生感染,暴发流行的高峰一般在寒冷的季节,我国每年 10 月份到次年 3 月份是诺如病毒急性胃肠炎流行的高发时期,因此其具有明显的季节性,人们常把其称为"冬季呕吐病"。

➥ 6. 诺如病毒常见传染源有哪些

感染诺如病毒的人及隐性感染者均为诺如病毒感染的传染源。

➥ 7. 诺如病毒的潜伏期是多久

诺如病毒感染的潜伏期通常为 24~48 小时,最短 12 小时,最长 72 小时。

➥ 8. 诺如病毒如何从病人体内排出

诺如病毒主要通过病人的粪便和呕吐物排出,隐性感染者也可排毒。病人在潜伏期即可排出诺如病毒,排毒高峰在发病后 2~5 天,持续 2~3 周,最长排毒期有报道超过 56 天。

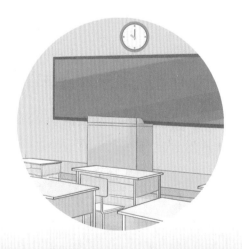

▶ 9. 诺如病毒的传播途径有哪些

诺如病毒传播途径包括人传人、经食物和经水传播，一起暴发疫情中可能存在多种传播途径。

人传人可通过粪 - 口途径、间接接触被排泄物污染的环境而传播。如处理病人的呕吐物或排泄物，通过摄入粪便或呕吐物产生的气溶胶或间接接触被排泄物污染的环境而传播。

食源性传播是通过食用被诺如病毒污染的食物进行传播，污染环节可出现在感染诺如病毒的餐饮从业人员在备餐和供餐中污染食物，也可出现食物在生产、运输和分发过程中被含有诺如病毒的人类排泄物或其他物质（如水等）所污染。生食被污染的贝类海产品（牡蛎）等和蔬果类是导致食源性诺如病毒感染暴发的常见原因。

经水传播可由桶装水、市政供水、井水等其他饮用水源被污染所致。所以在日常生活中尽量不饮用生水，降低病毒感染风险。

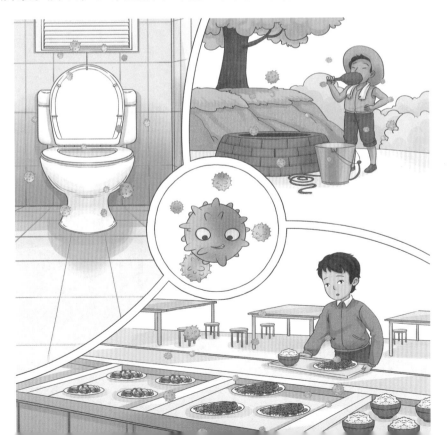

➤ 10. 哪些人群是诺如病毒的易感人群

所有人群均普遍易感诺如病毒。因其遗传高度变异，在同一时期和同一社区内可能存在遗传特性不同的毒株流行。此外，诺如病毒抗体没有显著的保护作用，尤其是没有长期免疫保护作用，极易造成反复感染。

➤ 11. 诺如病毒感染有哪些症状

诺如病毒感染发病以轻症为主，最常见症状是腹泻和呕吐，其次为恶心、腹痛、头痛、发热、畏寒和肌肉酸痛等。儿童以呕吐为主，成人则以腹泻居多。

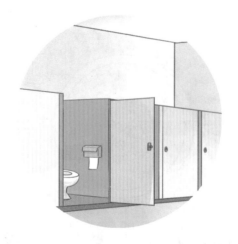

▶ 12. 诺如病毒感染有无疫苗和特效药

目前尚无疫苗和特效药物。诺如病毒急性胃肠炎属于自限性疾病,通常病症较轻,病程较短。多数患者发病后无需治疗,休息2~3 天即可康复,但高龄人群和伴有基础性疾病患者恢复较慢,且少数患者因出现严重并发症需要及时进行治疗。

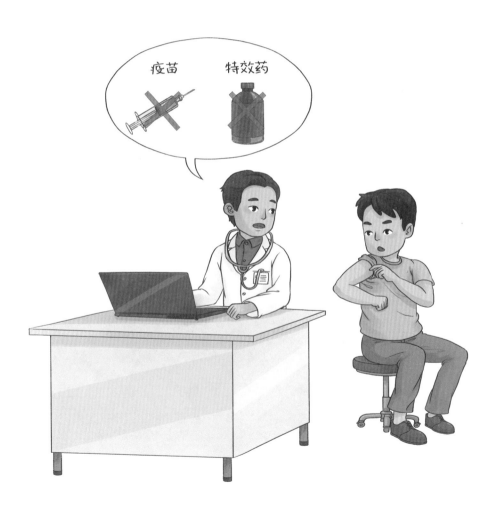

二、组织保障篇

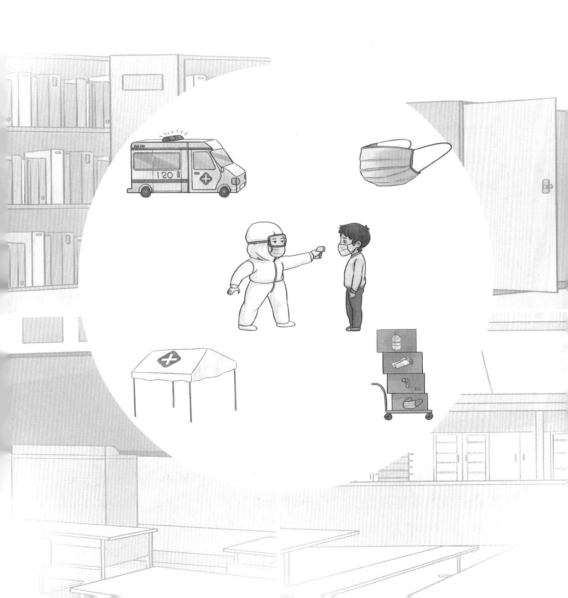

▶ 1. 针对诺如病毒急性胃肠炎等传染病防控，学校应有哪些组织保障措施

学校要压实传染病防控工作责任，坚持人、物、环境同防和多病共防，落实"四早"防控措施，科学、精准、有效防控，确保人员组织到位、制度落实到位、责任明确到位、设施完善到位、措施部署到位、物资储备到位、风险评估到位、应急预案到位等。

▶ 2. 学校如何做到责任到人

严格落实属地责任、部门责任、单位责任、家庭和个人责任，成立书记和校长担任组长的学校传染病防控工作领导小组，全面负责学校传染病防控各项工作。多校址办学的学校，各校区应指定责任人和联络人，明确工作职责，确保传染病防控和常规工作有序推进、落实落细。

▶ 3. 学校如何落实防控机制

落实并动态优化诺如病毒急性胃肠炎等传染病防控"两案九制"的各项措施，完善教育和卫生行政部门、学校、家庭与医疗机构、疾病预防控制机构"点对点"协作机制，并定期对学校教职员工进行各项方案和预案专题培训。

▶ 4. 学校如何储备传染病防控物资

学校应根据学生及教职工数量，结合诺如病毒急性胃肠炎等传染病应急方案做好一次性呕吐物应急处置包、含氯消毒剂、医用口罩、一次性乳胶手套、非接触式温度计等诺如病毒感染防控物资

储备,专人管理,确保存放安全。

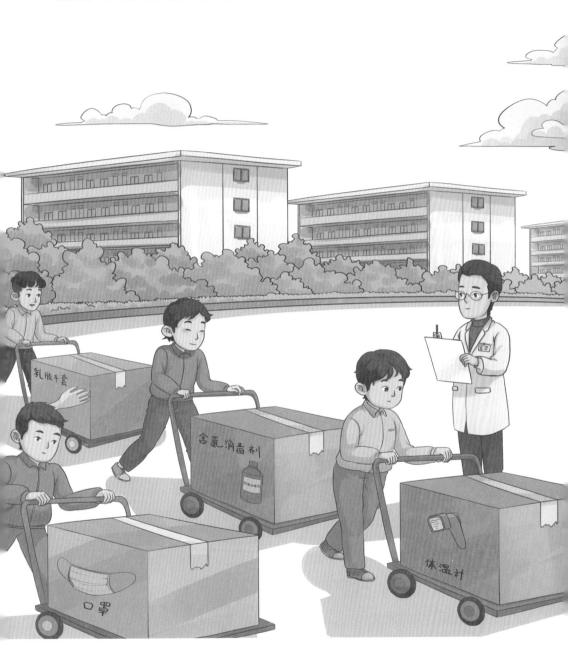

▶ 5. 学校如何配备防疫人员

学校应根据《学校卫生工作条例》等有关规定，按师生员工人数足额配备校医或保健教师，并定期进行诸如病毒急性胃肠炎等传染病防控相关知识与技能培训、考核，确保学校传染病防控工作正常开展。

▶ 6. 学校如何开展应急演练

联合属地疾控、医疗机构和教育行政部门等，针对性地开展诸如病毒急性胃肠炎等传染病防控的多场景、实操性应急演练，发现和解决细节性、关键性问题，以确保在发生诺如病毒感染时，能够迅速启动传染病防控应急指挥体系，开启应急处置机制，确保各环节快速响应和应急措施到位，及时有效应对突发情况。

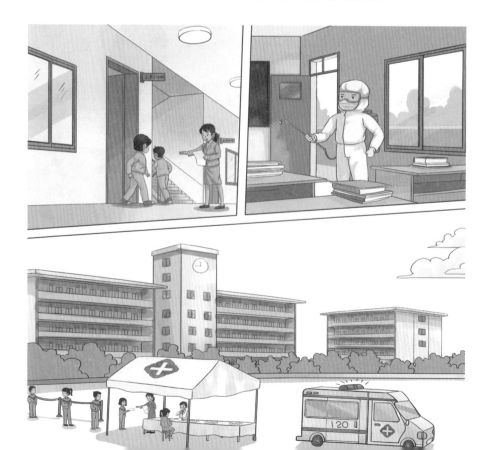

三、监测预警篇

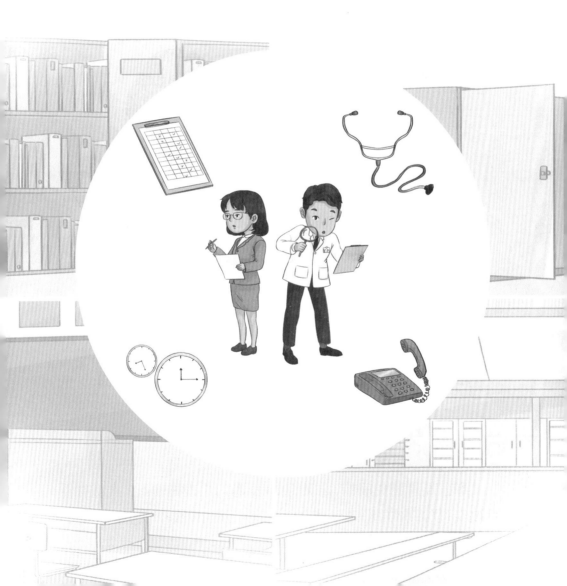

▶ 1. 什么是传染病监测、预警

传染病监测是疾病监测的一种,主要是对传染病的发生、流行以及影响因素进行监测,同时也对国外发生、国内尚未发生的传染病或者国内新发传染病进行监测。其监测内容包括传染病发病与死亡,媒介昆虫和动物宿主种类、分布及病原体携带状况等。我国的传染病监测包括法定传染病病例报告和重点传染病的主动监测。

传染病预警是指根据传染病发生、流行趋势,及时发出的传染病预测和警报。

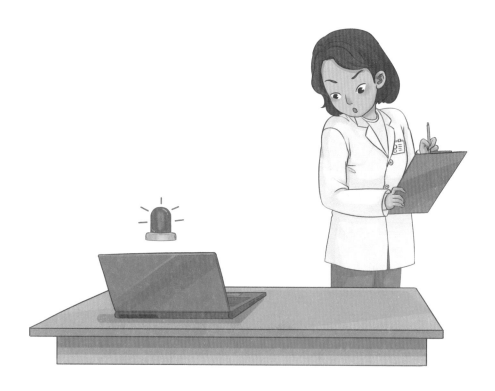

▶ 2. 什么是诺如病毒感染疑似病例

即急性胃肠炎病例,定义为 24 小时内出现排便≥3 次且有性状改变(呈稀水样便),和 / 或 24 小时内出现呕吐≥2 次者。

▸ 3. 什么是诺如病毒感染临床诊断病例

在诺如病毒感染引起的聚集性或暴发疫情中,满足疑似病例定义,且与实验室诊断病例有流行病学关联的病例。

▸ 4. 什么是诺如病毒感染实验室诊断病例

疑似病例或临床诊断病例中,粪便、肛拭子或呕吐物标本经诺如病毒核酸检测阳性,或 ELISA(enzyme linked immunosorbent assay,酶联免疫吸附测定)抗原检测阳性者。

▸ 5. 诺如病毒感染聚集性疫情的判定标准是什么

3 天内,同一学校、托幼机构等集体单位或场所,发生 5 例及以上有流行病学关联的诺如病毒感染病例,其中至少 2 例是实验室诊断病例。

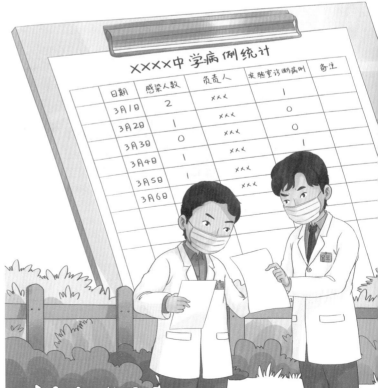

▶ 6. 诺如病毒感染暴发的判定标准是什么

7天内,同一学校、托幼机构等集体单位或场所,发生20例及以上有流行病学关联的诺如病毒感染病例,其中至少2例是实验室诊断病例。

▶ 7. 学校如何开展诺如病毒急性胃肠炎等传染病监测工作

学校可以通过晨午(晚)检、因病缺勤登记追踪和全日健康观察等方法监测学生诺如病毒感染有关症状,并将上述信息报告学校传染病疫情报告人。

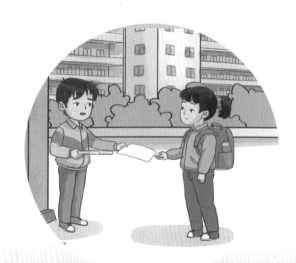

▶ 8. 什么是晨午(晚)检

晨午(晚)检是每日上、下午第一节课前对全体学生,晚自习前对寄宿和参加晚自习学生开展疾病排查、记录和报告的一项工作。了解学生缺勤原因,掌握因病缺勤学生名单,检查全体出勤学生精神状态和健康状况,建立学生健康状况记录和报告制度。

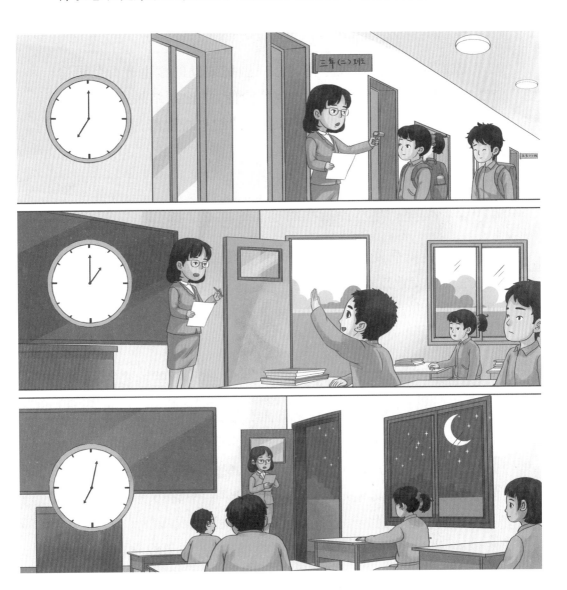

▶ 9. 什么是全日健康观察

全日健康观察是指学生在校期间,班主任及任课教师对其健康状况进行全日观察,发现诸如病毒急性胃肠炎等传染病有关症状时,及时报告学校。学生也应关注自身健康状况,当出现身体不适,及时向老师报告,不带病上课。

▶ 10. 什么是因病缺勤登记追踪

因病缺勤登记追踪是指每日对因病缺勤的学生进行登记追踪,追查其主要症状、发病时间、就诊信息、诊断结果、家庭共同生活人员相似症状等,并对其病情和转归进行追踪,并做好资料留存。

▶ 11. 学校传染病疫情报告人是什么人员

学校传染病疫情报告人是指负责传染病疫情报告的学校专(兼)职卫生专业技术人员、保健教师,或经培训合格的、学校指派的其他在职人员。

▶ 12. 学校开展传染病监测时可以使用哪些检查方法

(1)看:重点观察学生有无精神不振、结膜充血、腮腺肿大,皮肤是否出现红疹、斑丘疹、玫瑰疹、水疱等异常情况。

(2)问:询问学生中有无身体不适、患病等情况发生。具体询问学生是否发热(体温)、嗓子疼(咽痛)、咳嗽、头痛、头晕、浑身没劲(乏力)、肚子痛、拉肚子、恶心呕吐和医院就诊情况等。

(3)摸:对疑似患病的学生可摸摸额头,如果发热应测量其体温。

（4）追：对于缺勤学生，通过电话等方式向学生或家长了解缺勤原因。如是因病缺勤，则应进一步追问具体病因和病情。

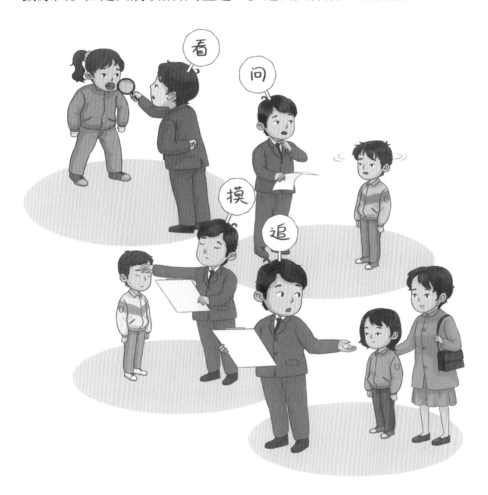

▶ 13. 针对诺如病毒感染，晨午（晚）检常用的询问方法有哪些

（1）今天你有没有生病或身体不舒服？什么时候开始不舒服？哪儿不舒服？

（2）有没有肚子痛？有无拉肚子？是否恶心呕吐？

（3）有没有头痛？

（4）昨晚是否发热？今天是否发热？有没有测量体温，多少度？今早是否测量体温，多少度？

（5）去医院看病了吗？在哪个医院看的？医生告诉你得了什么病？（如果属于传染病）请将医院诊断证明复印件和复课证明交给学校卫生室/保健室。

▶ 14. 针对诺如病毒感染，学校在进行传染病监测时应重点关注哪些症状

重点了解师生员工有无腹泻、呕吐、恶心、腹痛、头痛和发热等症状。

（1）腹泻：每日排便次数≥3次，伴有稀便、水样便等粪便性状的改变；

（2）呕吐：通过胃的强烈收缩迫使胃或部分小肠的内容物经食管、口腔而排出体外的现象；

（3）恶心：上腹部不适和紧迫欲吐的感觉，可伴有皮肤苍白、出汗、流涎、血压降低及心动过缓等迷走神经兴奋的症状，常为呕吐的前奏；

（4）腹痛：剑突下与耻骨联合之间的疼痛，疼痛性质包括绞痛、胀痛、隐痛、钝痛等；

（5）头痛：眉弓、耳廓上部、枕外隆突连线以上部位的疼痛；

（6）发热：致热原直接作用于体温调节中枢、体温中枢功能紊乱或各种原因引起的产热过多、散热减少，导致体温升高超过正常范围，一般以腋下体温≥37.3℃判断。

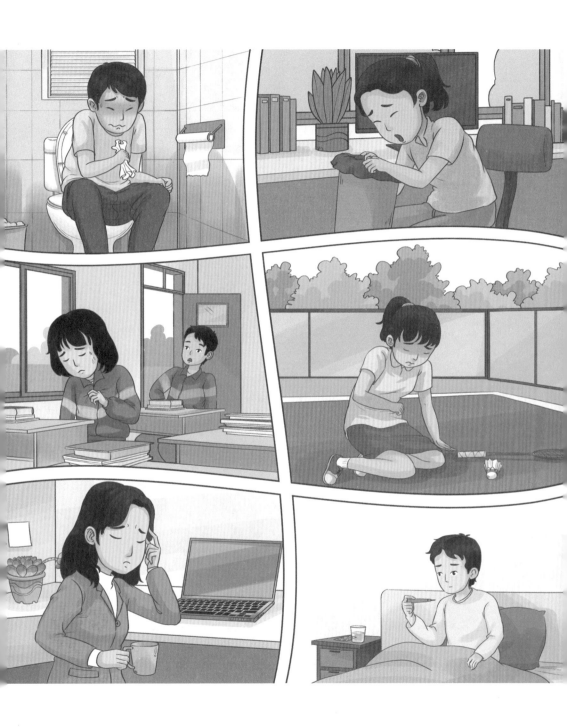

四、应急处置篇

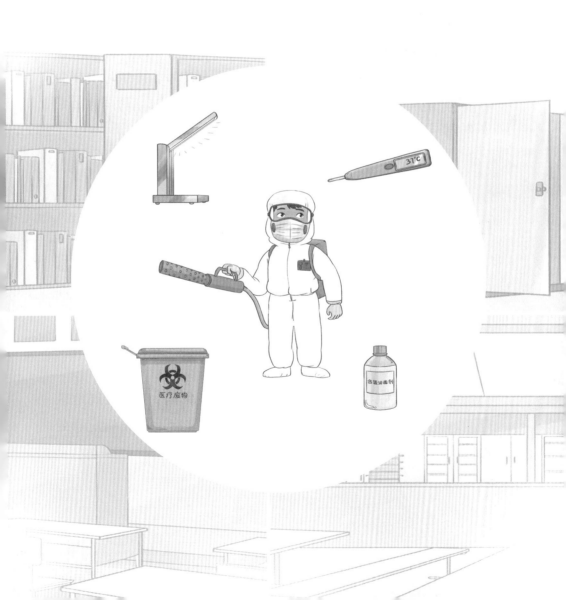

（一）应 急 预 案

▶ 1. 传染病防控"两案九制"是什么

学校要在有关部门指导下,建立传染病防控"两案九制"并落实有关措施,做到传染病防控责任明确、职责到人。

"两案"是指:传染病防控工作方案和应急处置预案。"九制"是指:传染病疫情报告制度、晨午(晚)检制度、因病缺课 / 缺勤追踪登记制度、复课证明查验制度、健康管理制度、传染病防控健康教育制度、通风消毒制度、环境卫生检查制度和免疫预防接种查验制度等。

▶ 2. 发生诺如病毒感染疫情时,学校应如何启动传染病应急处置预案

学校应根据《中华人民共和国传染病防治法》《中华人民共和国食品卫生法》《学校卫生工作条例》《突发公共卫生事件应急条例》《国家突发公共卫生事件应急预案》等法律法规和规范性文件,结合本校实际,制定本校传染病应急处置预案,包含工作原则、工作机制、保障措施、应急处置措施等具体内容。

当学校发生诺如病毒感染等传染病疫情时,应根据属地政府、教育及卫生行政部门的要求,动态优化并启动传染病应急处置预案。

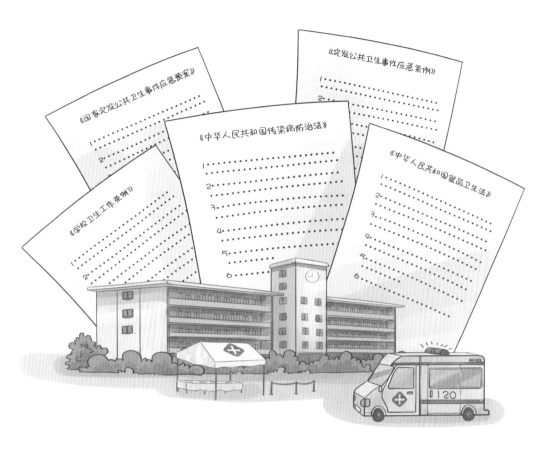

（二）报　　告

➡ 学校发现诺如病毒感染疫情时如何上报

学校发现诺如病毒感染疫情或疑似疫情时,应立即以最便捷的通信方式(电话、传真等)向属地疾控中心报告,同时向教育行政主管部门报告。报告时限和报告内容应参照《学校和托幼机构传染病疫情报告工作规范(试行)》《诺如病毒感染暴发调查和预防控制技术指南》《学校传染病症状监测预警技术指南》等文件。

（三）病例管理

▶ 1. 诺如病毒感染病例如何管理

诺如病毒感染病例在其急性期至症状完全消失后 72 小时应进行隔离。轻症患者可居家隔离，症状重者需送医疗机构按肠道传染病进行隔离治疗。

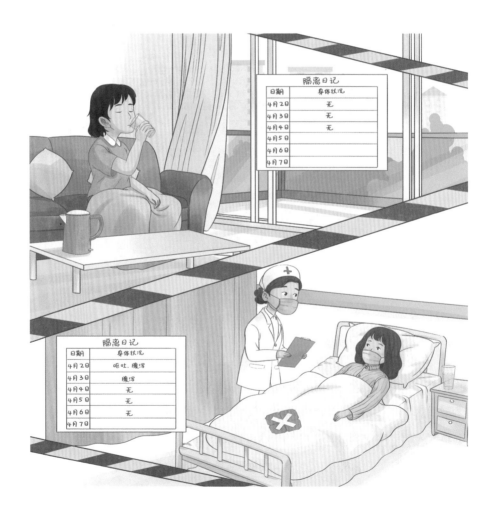

▶ 2. 诺如病毒隐性感染者如何管理

建议自诺如病毒核酸检测阳性后的 72 小时内进行居家隔离。

▶ 3. 从事食品操作岗位的诺如病毒感染病例及隐性感染者如何管理

诺如病毒排毒时间较长，尽管病例症状消失 72 小时后，或隐性感染者自核酸检测阳性算起的 72 小时后的病毒排出载量明显下降，但仍可能存在传播的风险。为慎重起见，建议对食品从业人员采取更为严格的病例管理策略，需连续 2 天粪便或肛拭子诺如病毒核酸检测阴性后方可上岗。

（四）消　　毒

▶ 1. 学校发生诺如病毒感染疫情时，应做好哪些消毒工作

发生诺如病毒感染聚集性或暴发疫情时，应做好消毒工作，重点对患者呕吐物、排泄物等污染物所污染的环境物体表面、生活用品、食品加工工具、生活饮用水等进行消毒。

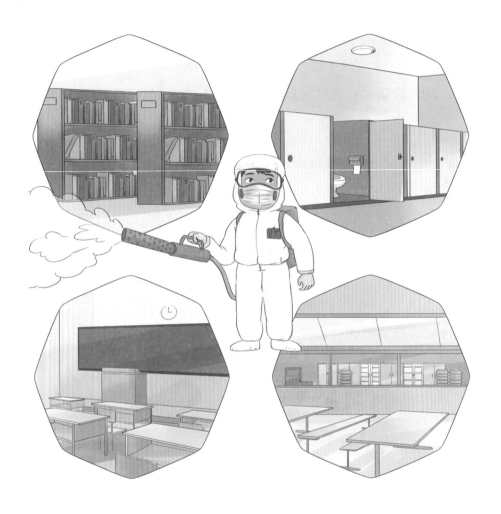

▶ 2. 患者呕吐物、粪便如何消毒

用一次性吸水材料（如纱布、抹布等）蘸取 5 000~10 000mg/L 的含氯消毒液，将其完全覆盖污染物，并小心清除干净。清除过程中避免接触污染物，清理的污染物按医疗废物集中处置，或用含有效氯 5 000mg/L 消毒剂溶液浸泡消毒 30 分钟后处理。厕所马桶或容器内的污染物，可小心倒入足量的 5 000~10 000mg/L 的含氯消毒液，作用 30 分钟以上后，排入有消毒装置的污水处理系统。清洁中使用的拖把、抹布等工具，盛放污染物的容器都必须用含有效氯

5 000mg/L 消毒剂溶液浸泡消毒 30 分钟后彻底冲洗，才可再次使用。厕所的拖把应专用。

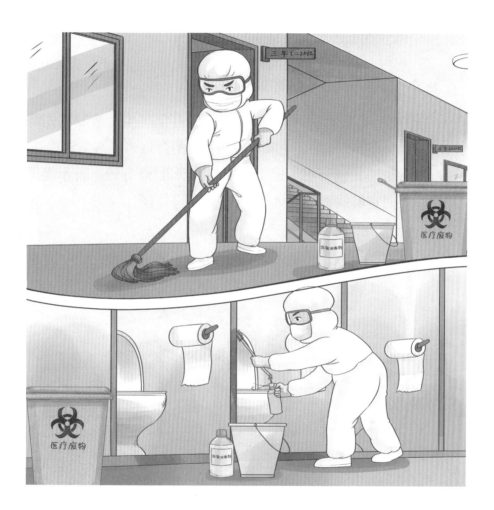

▶ 3. 地面、墙壁及物体表面如何消毒

用于消毒地面、墙壁及物体表面的消毒液，应含有效氯 1 000mg/L。有肉眼可见污染物时应先清除污染物再消毒。无肉眼可见污染物时，家具和生活设施用消毒液进行浸泡、喷洒或擦拭消毒，作用 30 分钟后用清水擦拭干净。墙壁可直接用消毒剂按 100~300ml/m²

用量擦拭或喷洒消毒。地面消毒先由外向内喷洒一次,喷药量为100~300ml/m²,待室内消毒完毕后,再由内向外重复喷洒一次。消毒作用时间应不少于 15 分钟。

▶ 4. 衣物、被褥等织物如何消毒

收拾被污染的衣物、被褥等织物时应避免产生气溶胶。先将固体污秽物移除后浸在有效氯为 500mg/L 的含氯消毒剂溶液内 30 分钟,然后清洗。也可用流通蒸汽或煮沸消毒 30 分钟。若不能即时消毒,应把它们放置在密封的袋内,并尽快处理。

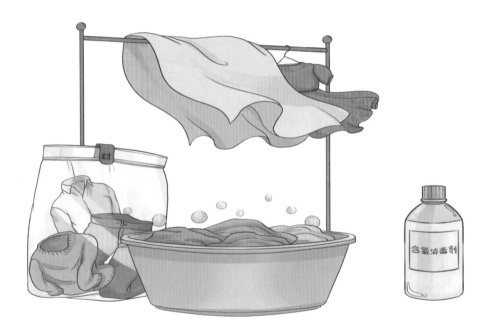

▶ 5. 食品用具如何消毒

餐(饮)具和食品加工工具清除食物残渣后,煮沸消毒 30 分钟,也可用有效氯为 500mg/L 含氯消毒液浸泡或擦拭,在作用 30 分钟后,再用清水洗净。

▶ 6. 皮肤、黏膜如何消毒

一旦皮肤被污染物污染时,应立即清除污染物,然后用一次性吸水材料蘸取 0.5% 碘伏消毒液擦拭消毒 3 分钟以上,使用清水清洗干净;黏膜应用大量生理盐水冲洗或 0.05% 碘伏冲洗消毒。

▶ 7. 医疗废物如何消毒

对于患者产生的生活垃圾、一次性诊疗用品采用双层医疗废物袋,按医疗废物集中收集处置。

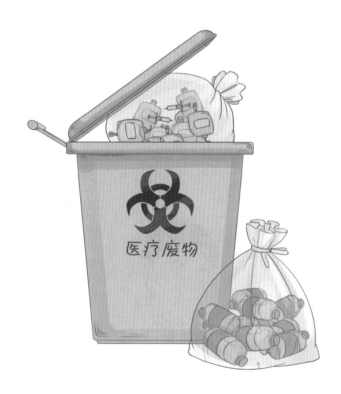

▶ 8. 生活饮用水和供水设施如何消毒

导致暴发的水及水源,应立即停止使用。对污染的供水管网、水箱、桶装水机、直饮水机应进行彻底清洗消毒,可用有效氯100mg/L 消毒液浸泡 1 小时,或 50mg/L 消毒液浸泡 24 小时,然后冲洗管网后使用。

污染的水井需进行彻底消毒清掏后再开放取水。消毒时需保持余氯量为 0.5mg/L 以上,按水井的容量计算所需含氯消毒剂的量,加入井水中充分混匀,保持 30 分钟以上。抽出井水,清除淤泥,用清水冲洗井壁、井底,再抽尽污水。待水井自然渗水到正常水位后,按 1 立方水加含有效氯 25% 的漂白粉 150~200g(含有效氯25~50mg/L)进行消毒,浸泡 12~24 小时后,抽出井水。再待自然渗水到正常水位后,按正常消毒方法消毒,即可投入正常使用。

污水按每升加 4g 漂白粉或 2 片消毒泡腾片搅匀,作用 60 分钟再排放。

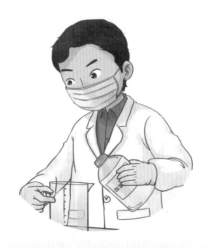

▶ 9. 室内空气如何消毒

保持室内空气流通。自然通风或机械通风,也可采用循环风式空气消毒机进行空气消毒,无人的空间也可用紫外线对空气消毒,不可采用喷洒消毒剂的方法对室内空气进行消毒。

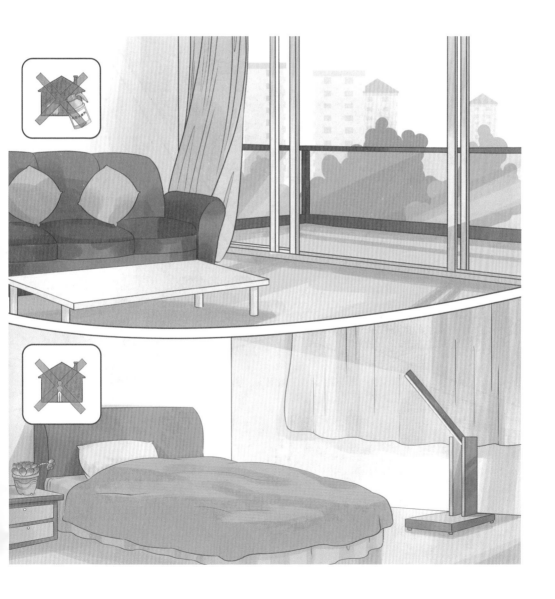

▶ 10. 消毒过程中有哪些注意事项

（1）患者呕吐物含有大量病毒，如不及时处理或处理不当很容易造成传播。当病人在教室、食堂或集体宿舍等人群密集场所发生呕吐，应立即向相对清洁的方向疏散人员，并对呕吐物进行消毒处理。确保在实施消毒和清洁前，首先疏散无关人员。

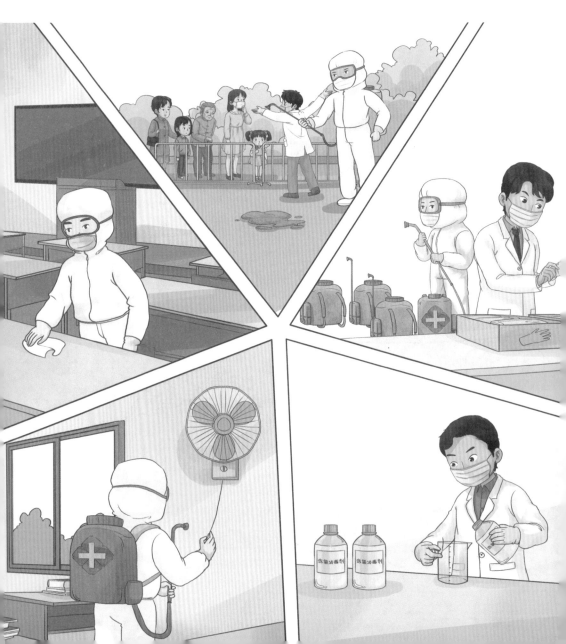

（2）环境清洁消毒人员应按标准预防措施佩戴个人防护用品，如口罩、手套等，注意手卫生，同时根据化学消毒剂的性质做好化学品的有关防护。

（3）含氯消毒剂等化学消毒剂使用时，应按照产品说明书现用现配。

（4）在消毒和清洁过程应尽量避免产生气溶胶或扬尘。

（5）消毒剂具有一定刺激性、毒性和腐蚀性。消毒时应避免无关人员在场；消毒作用时间结束后，及时用清水清洗或擦拭干净，避免对物品造成腐蚀。

（五）其　　他

▶ 学校发生诺如病毒感染疫情后，还应采取哪些措施呢

（1）配合疫情调查。学校密切配合疾控部门进行流行病学调查，提供晨午（晚）检、因病缺课登记追踪记录等。

（2）加强活动管理。根据学校诺如病毒感染疫情形势，尽可能减少或不举办大型聚集性活动，可通过错峰开会、网络视频或提前录制会议材料等方式召开会议。

（3）做好舆情监测。学校发现诺如病毒感染疫情时，应及时向师生员工公布疫情情况，密切关注舆情动向，做好舆情管理工作。如遇媒体采访，应由专人负责接待。

（4）开展宣传教育。通过广播、海报、宣传语、宣传手册等方式，开展具有针对性的诺如病毒感染防控宣传教育，提升师生员工防控知识与技能。

五、日常防护篇

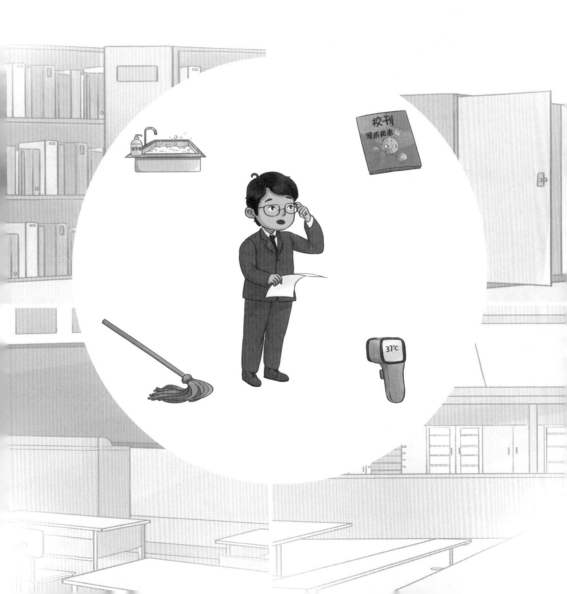

（一）手　卫　生

▶ 1. 在哪些情况下需要洗手

保持良好的手卫生是预防诺如病毒感染和控制诺如病毒传播最重要与最有效的措施，饭前便后、外出回来时、接触公共设施之后、制作食物前均需洗手。值得注意的是，消毒湿巾和免冲洗的手消毒液不能代替标准洗手程序。

▶ 2. 如何正确洗手

洗手时要注意使用洗手液（或肥皂）和流动水至少洗 20 秒，应按照 6 步洗手法正确洗手，具体为：

第一步：用流水湿润双手，涂抹洗手液（或肥皂），掌心相对，手指并拢，相互揉搓；

第二步：手心对手背沿指缝相互揉搓，双手交换进行；

第三步：掌心相对，十指交叉沿指缝相互揉搓；

第四步：弯曲各手指关节，半握拳把指背放在另一手掌心旋转揉搓，双手交换进行；

第五步：一手握另一手大拇指旋转揉搓，双手交换进行；

第六步：将五个指尖并拢放在另一手掌心旋转揉搓，双手交换进行。

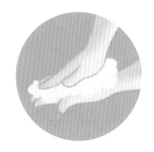

掌心相对,十指并拢,相互揉搓

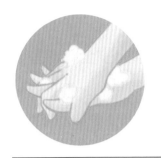

手心对手背沿指缝相互揉搓,交换进行

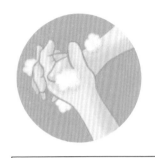

掌心相对,十指交叉沿指缝相互揉搓

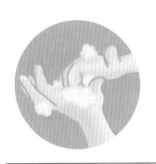

半握拳将指背放在另一手掌心旋转揉搓,双手交换进行

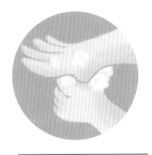

一手握另一手大拇指旋转揉搓,双手交换进行

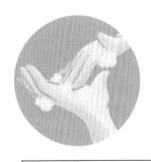

五个指尖并拢放在另一手掌心旋转揉搓,双手交换进行

（二）食 品 卫 生

▶ 1. 对于学校的食品安全有哪些要求

根据《学校食品安全与营养健康管理规定》，如果学校通过食堂供餐或者外购食品（包括从供餐单位订餐）等形式集中向学生和教职工提供食品，需要围绕采购、贮存、加工、配送、供餐等关键环节，健全学校食品安全风险防控体系，保障食品安全，促进营养健康。

▶ 2. 学校应如何强化食品安全制度管理

学校食品安全实行校长（园长）负责制，将食品安全作为学校安全工作的重要内容，建立健全并落实有关食品安全管理制度和工作要求。学校食堂应当建立食品安全与营养健康状况自查制度，加强对场所及设施设备清洗消毒、维修保养、校验、原料采购至供餐全过程管理。建立食品安全追溯体系，如实、准确、完整记录并保存食品进货查验等信息，保证食品可追溯。

▶ 3. 学校应如何强化食品安全过程管理

定期组织开展食品安全隐患排查，配备专（兼）职食品安全管理人员，并定期接受培训与考核，在校园内执行食品安全管理职责。应当建立集中用餐、陪餐制度。就餐区或者就餐区附近应当设置供用餐者清洗手部以及餐具、饮具的用水设施。食品加工、贮存、陈列、转运等设施设备应当定期维护、清洗、消毒，保温设施及冷藏冷冻设施应当定期清洗、校验。

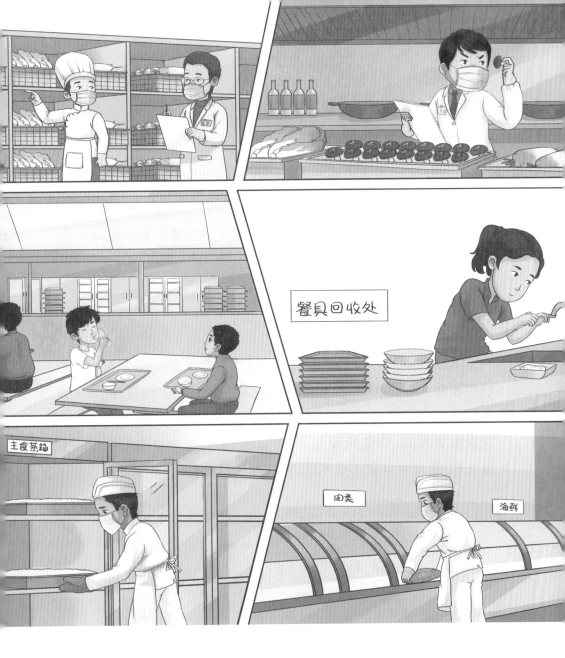

▶ 4. 对于学校生产加工储存食物的场所有何要求

　　对食堂餐饮用具、设施设备、生产加工储存场所环境进行清洁消毒,并保持通风干燥;同时放置挡鼠板等物理设施防范鼠害,如若采用化学方法防治鼠害、虫害,注意不要污染食品、餐具、厨具等设施设备。场所一层应加装防护栏,二层及以上根据实际安全情况决定是否加装。

▶ 5. 国家对食品从业人员有何要求

　　由教育部、市场监管总局、国家卫生健康委办公厅共同发布的《关于加强学校食堂卫生安全与营养健康管理工作的通知》规定，食堂从业人员应在每学期开学前或开学初进行健康检查，并取得健康证明。患有国家卫生健康委规定的有碍食品安全疾病的人员，不得从事接触直接入口食品的工作。

▶ 6. 学校食堂从业人员(加工、销售、服务等)如何管理

　　学校食堂从业人员需持健康证上岗，养成良好的个人卫生习惯与职业素养，加工操作直接入口食品前应当洗手消毒，进入工作岗位前应当穿戴清洁的工作衣帽、戴口罩。有条件的学校可在食堂设置更衣间，食堂从业人员(含厨师)不得在食堂内吸烟等。未经允许，非食堂从业人员不得进入食品处理区。

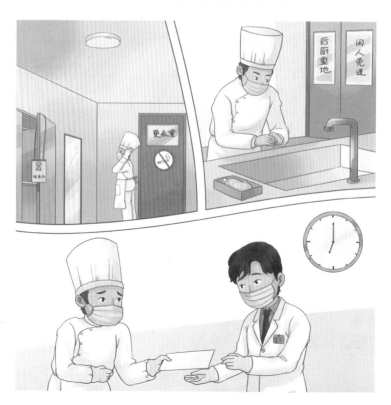

食堂从业人员出现腹泻、呕吐、恶心、腹痛等症状，或为急性胃肠炎患者/隐性感染者，须向本单位食品安全管理人员报告，暂时调离岗位并做相应治疗或隔离等处理。

▶ 7. 学校制备食品时有哪些注意事项

（1）制作食物时要生、熟食物分开，使用的砧板、刀具、盆碗等器具不要混用。

（2）生食的瓜果或蔬菜要清洗干净，不徒手直接接触即食食品。

（3）牡蛎等贝类海产品和生食的蔬果类是引起诺如病毒感染暴发的常见高风险食品，要规范高风险食品的备餐流程，包括原材料的处理、加工与保存，运输和销售等；避免发生交叉污染。

（4）贝类海鲜（蛤蜊、牡蛎、贻贝等）应深度加工，保证彻底煮熟。

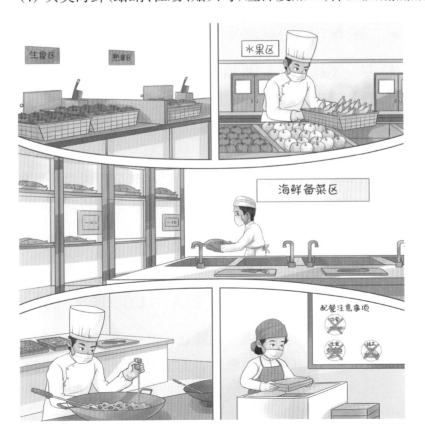

（5）中小学和幼儿园不得制售冷荤类、生食类、裱花蛋糕等高风险食品。

▶ 8. 学校外购食品如何管理

从供餐单位订餐的学校，应当建立健全校外供餐管理制度，选择取得食品经营许可、能承担食品安全责任、社会信誉良好的供餐单位。学校外购食品时，应当索取并检查其相关凭证，查验产品包装标签，查看生产日期、保质期和保存条件。

（三）饮用水卫生

▶ 1. 日常饮水有何建议

（1）尽量不饮用生水，提倡学校向学生供应开水，饮用开水是学校预防和控制肠道传染病的重要措施。

（2）盛水容器要经常清洗消毒，保持清洁卫生，倡导学生尽量不与他人共用盛水容器。

（3）如果发现饮用水有颜色或闻到异味，应暂时停止使用，同时向卫生监督部门报告。请疾控中心等机构进行检测，并待检测合格后再重新开放饮用。

▶ 2. 如何粗略判断饮用水（自来水）的水质

经水传播是诺如病毒主要传播途径之一，安全饮水可有效预防诺如病毒感染。在缺乏检测设备的情况下，可通过下面的方法

对水质进行一些简单的判别(有条件时还是应进行专业检测):

(1) 观色:清洁水应该是无色透明的,用透明玻璃杯接满一杯水,对着光线看有无其他颜色或悬浮在水中的细微物质,静置数小时后观察杯底是否有沉淀物,如有,表明水中悬浮杂质较多,水质不良。

(2) 嗅味:清洁水应该是无色无味的,有少量氯气味属于正常。如有其他异味则不正常。

(3) 尝味:饮白开水时,如有涩的感觉,水的硬度可能偏高(但不一定超标);受到污染的水可以呈现各种异味,不能饮用。

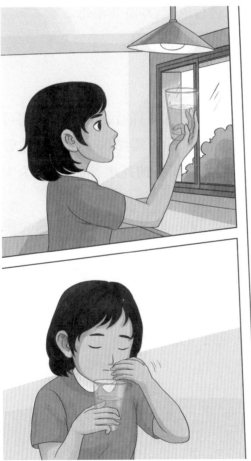
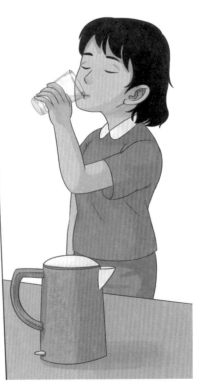

▶ 3. 学校使用桶装水 / 饮水机供水有何注意事项

使用桶装水 / 饮水机等方式供应直饮水的学校,应确保供应的饮用水符合国家相关标准规定,使用的桶装水 / 饮水机等需要有效的食品卫生许可证或涉水产品卫生许可批件。桶装水 / 饮水机存放时不要放在太阳直射处,桶装水开封后尽量在最短的时间内饮用完。

落实专人进行直饮水的日常检测,定期对饮水机进行清洗、消毒、维护(包括水龙头的消毒、直饮水的卫生清洁等),并做好记录。从事清洗、消毒、维护的工作人员应持有健康证。因假期停用较长时间时,应更换新水,并对饮水机进行放空、冲洗和消毒。

▶ 4. 学校供水管理有何注意事项

因自来水管网系统的渗漏或蓄水池(箱)的污染等原因,均可导致供水过程中水质受到污染。对此,学校需加强二次供水监管和卫生学监测,禁止私自使用未经严格消毒的井水、河水等作为生活用水。

农村地区的学校还应加强人畜粪便、病例排泄物管理,避免污染水源。

(四)环 境 消 毒

▶ 1. 学校食堂食品用具日常如何预防性消毒

食堂内的餐(饮)具和食品加工工具清除食物残渣后,煮沸消毒30分钟,或使用有效氯250~500mg/L含氯消毒剂浸泡或擦拭,在作用30分钟后,再用清水洗净。餐桌使用前应擦拭清洁消毒,餐(饮)具和熟食盛具应专用或"一人一用一清洗消毒"。

▶ 2. 教学楼等建筑内的物体表面日常如何预防性消毒

课桌桌面、椅子扶手、门把手、水龙头、饮水机开关、楼梯扶手等高频接触物体表面,使用有效氯500mg/L含氯消毒剂,进行浸泡、喷洒或擦拭消毒,作用30分钟后,用清水擦拭干净。

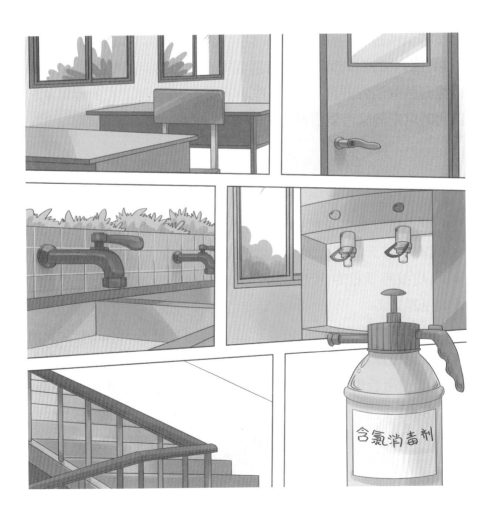

▶ 3. 学生文体活动用品、玩具日常如何预防性消毒

耐热、耐湿的文体活动用品及玩具可用流通蒸汽作用 20~30 分钟消毒或煮沸消毒 15~30 分钟。不耐热的物品如塑料、橡皮、木器等文体用品及玩具可擦拭或浸泡消毒，可使用有效氯 250mg/L 含氯消毒剂，消毒作用 10~30 分钟。

▶ 4. 教学楼等建筑的地面、墙壁日常如何预防性消毒

学校应建立日常环境清洁消毒制度，定期对食堂、教学楼、办公楼等场所进行清洁和消毒。使用有效氯 500~1 000mg/L 含氯消毒剂，喷洒或擦拭消毒。喷洒消毒喷湿即可；擦拭消毒时，用抹布或拖布蘸取消毒剂进行擦拭，作用不少于 30 分钟。有肉眼可见污染物时应先清除污染物再消毒。

▶ 5. 学校内使用的卫生洁具日常如何预防性消毒

卫生间应具有天然采光、自然通风的条件，并安置排气管道。专人管理，每天加强通风和清洁消毒。厕所应采用水冲式，如设置旱厕，应按照学校专用无害化卫生厕所设计。学生宿舍宜采用蹲式大便器。

卫生间的便器、洗漱池等清洁后，使用有效氯 500mg/L 含氯消毒剂浸泡或擦拭，消毒作用 30 分钟。拖把、抹布等清洁用具应专区专用，使用后用有效氯 1 000mg/L 含氯消毒剂浸泡，作用 30 分钟，清洗后晾干放置。

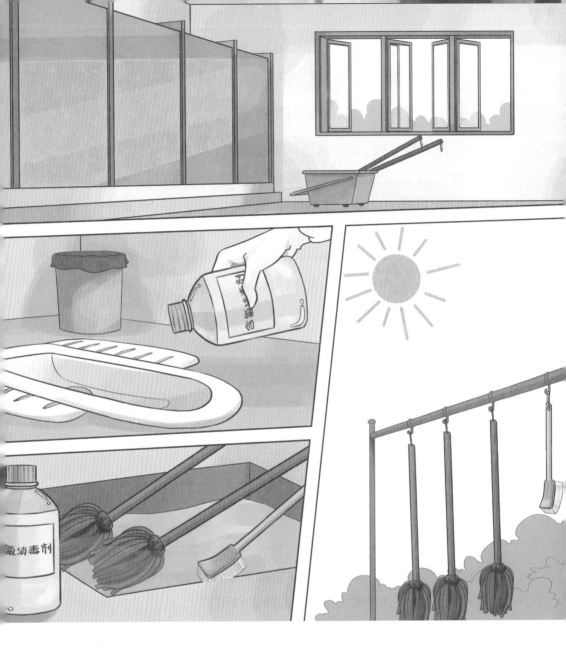

▶ 6. 学生使用的被褥、毛巾等织物日常如何预防性消毒

　　每周清洗消毒一次,可使用流通蒸汽或煮沸消毒 30 分钟,或先用有效氯 500mg/L 含氯消毒剂浸泡 30 分钟再常规清洗。毛巾应"一人一用一清洗一消毒"或使用一次性纸巾,被褥应一人一套。

▸ 7. 室内空气日常如何预防性消毒

采用开窗、开门等自然通风方式或机械通风方式,定时通风换气。排风扇等机械通风设备需定期清洗消毒,可用 250~500mg/L 含氯消毒剂或 100mg/L 微酸性次氯酸水,消毒 10~30 分钟。气温较低的时候可用课前、课间休息 10 分钟和大课间期间对教室进行通风换气,气温较高的时候可以采用全日开窗的方式换气。注意开窗的窗台上不要搁置物品,以免造成高空坠物,同时做好安全监护,防范学生攀爬、跌落。

(五) 健康宣传教育

▸ 1. 对诺如病毒感染防控进行宣教,什么频次和时机比较合适

根据诺如病毒的流行特征,应全年对诺如病毒感染防控开展宣传与教育,在每年诺如病毒感染高发季节前(9 月份)、寒假前(12 月份)重点加强宣传教育,拓展多种宣教渠道,发挥专业人员作用,并定期对学校管理人员、食堂从业人员和教师开展食品安全与健康知识及传染病防控技能的培训与指导,做到全覆盖。

▸ 2. 对诺如病毒感染防控进行宣教,适宜选择何种宣传方式

学校应高度重视诺如病毒感染防控宣传教育工作,积极创新宣传形式和载体。充分利用广播、电视、网络、报刊、手机短信、宣

传单/宣传栏、健康教育课、致家长的一封信等多种方式,以及在全国食品安全宣传周、全民营养周、中国学生营养日等重要时间节点,制作和播放诸如病毒感染防控相关的视频或公益广告,发放宣传手册、漫画等多种科普材料,开展线上线下相结合的健康宣教。

让师生员工及家长真正了解诺如病毒感染的发病症状、掌握基本预防感染和防止传播的措施,增强师生的科学认识和自我防护意识与能力。

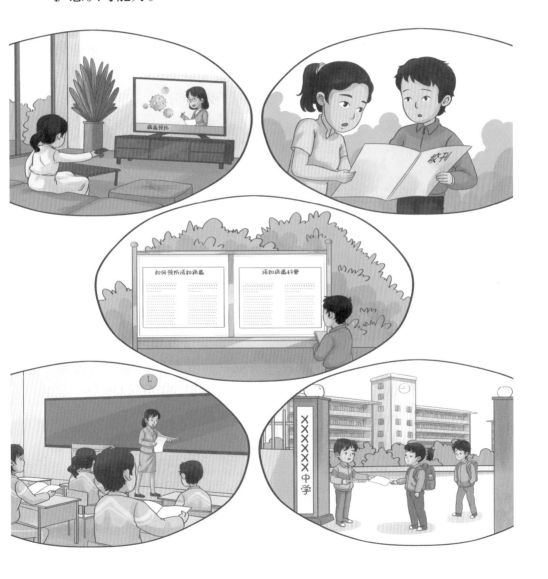

▶ 3. 如何加强对诺如病毒感染的舆情监测

诺如病毒传播途径多样且全人群普遍易感,在儿童、老年人和患有基础性疾病的成人中可引起较重症状或导致并发症。但大多数情况下,诺如病毒感染主要表现为自限性疾病,病情轻微,通常持续 2~3 天、预后良好。

应加强校内重点场所和重点人群的诺如病毒急性胃肠炎等传染病监测,发现病例后要及时配合疾控机构专业人员开展流行病学调查,做到早发现、早报告、早诊断、早处置。当学校出现诺如病毒感染疫情时,应加强科学宣传和舆情信息监测,及时研判舆情。核实、解决家长等公众反映的问题,予以积极回应和正面引导,对于不实和负面信息,及时澄清并公布准确信息。

▶ 4. 如何加强诺如病毒感染防控的健康引导

学校要将诺如病毒防控作为健康教育教学重要内容,为师生传递科学的诺如病毒防控知识,提高防护意识和健康素养。培养勤洗手、不喝生水、生熟食物分开、使用公筷、避免交叉污染等良好的卫生习惯和饮食习惯;倡导学生积极锻炼身体,践行分餐制,合理安排作息,提高自身免疫力;引导师生能够针对诺如病毒采取有效预防措施,出现呕吐、腹泻、腹痛等症状须及时向学校报告并就医。广泛宣传"每个人是自己健康第一责任人"理念,倡导学生主动践行健康文明生活方式。

▶ 5. 诺如病毒急性胃肠炎流行期间,如何保持心理健康

有心理健康,才有生理健康。学龄儿童正是对躯体受伤、疾病和死亡等较为关注和恐惧的年龄段。受到相关疫情影响,低年级

学生可能表现不敢出门、反复询问、紧张、害怕、攻击性行为增加等情况，青少年则常出现焦虑、担忧、低落、愤怒等情绪，也可能出现攻击性行为或冒险性行为。

　　从家长处获得安全感是缓解心理不适最重要的方法之一，家长应该关注儿童青少年的情绪，对于异常表现及早发现、及早干预。学校应密切关注学生心理健康状况，及时提供心理辅导与咨询服务。积极开展心理健康促进行动，实施做好"倾听一刻钟、运动一小时"等行动，即促进学生每天与同学家人有效沟通交流15分钟、引导学生每天至少参加1小时体育运动。建立学生心理健康档案，评估学生心理健康状况。如果心理压力较大，不能在父母或老师的帮助下做到自我调节，可通过电话12320及时寻求专业心理援助。

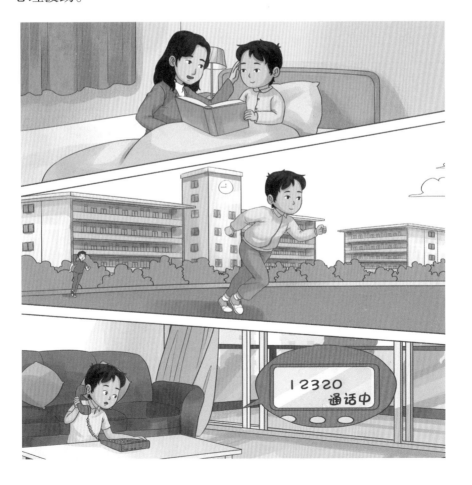

附录
重点人群诺如病毒感染防控核心要点

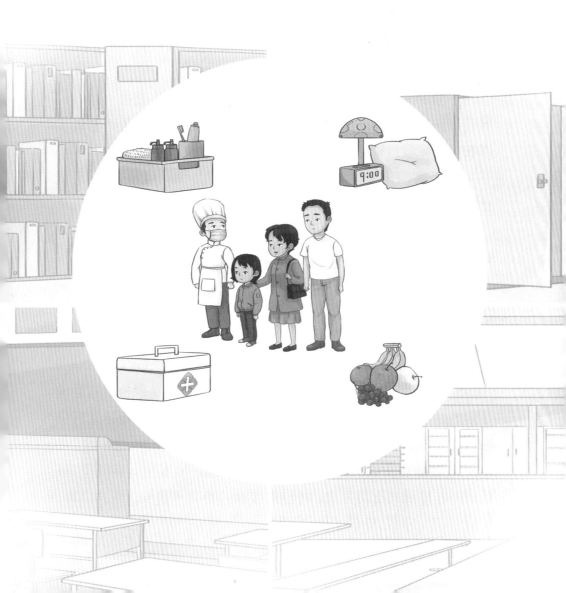

（一）食堂从业人员（加工、销售、服务等）

1. 食堂从业人员需持健康证上岗。

2. 食堂从业人员应主动进行自我健康监测。如出现腹泻、呕吐、恶心、腹痛等症状，或为急性胃肠炎患者／隐性感染者，须向学校食品安全管理人员报告，立即离岗、就医。待症状消失3天后，连续2天粪便或肛拭子诺如病毒核酸检测阴性方可返回工作岗位。

3. 保持良好卫生习惯。保持手卫生，加工操作直接入口食品前应当洗手消毒并戴好手套，进入工作岗位前应当穿戴清洁的工作衣帽并佩戴口罩。

4. 经常清洁／消毒工作区环境表面和高频接触物体表面，禁止非食堂从业人员未经允许进入食品处理区。

5. 合理安排食品生产线的流程，避免交叉污染。尤其是制备牡蛎等贝类海产品和生食的蔬果类的高风险食品时，需规范备餐流程。

6. 散装直接入口食品避免直接暴露。对于贝类（蛤蜊、牡蛎、贻贝等）应深度加工，保证彻底煮熟。中小学不得制售冷荤类、生食类、裱花蛋糕等高风险食品。

7. 食品加工场所要注意通风换气，保持新鲜空气流通。

8. 食品运送人员（含司机）避免直接接触食品。保持所有运输容器的清洁并定期消毒，避免食物受污染，并与其他可能导致污染的货物分开。

9. 食品售卖人员做好个人卫生和工作环境卫生。勤洗手，鼓励采用非接触式支付方式。对经常接触的物品等要及时清洁消毒，包括勺、钳、容器、餐车、门把手等。

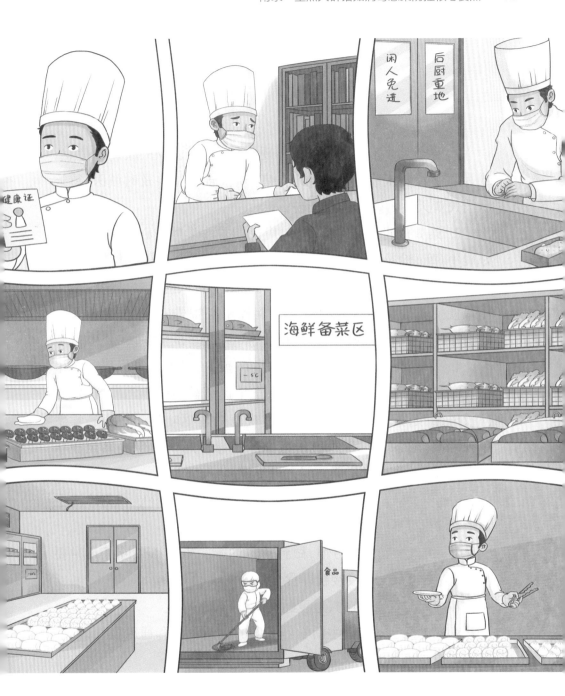

（二）教　师

1. 做好自我健康监测,如出现腹泻、呕吐、恶心、腹痛等症状,或为急性胃肠炎患者/隐性感染者,须报告单位并及时就医,待症状消失 3 天后再返回工作岗位。

2. 诺如病毒感染高发季节,应密切关注学生身心健康状况,做好晨午(晚)检及因病缺课登记追踪,及时提供心理辅导与帮助。

3. 及时报告疫情。学校传染病疫情报告人应在疫情发生后采用最便捷的通信方式及时向属地疾控中心报告,并根据专业人员的指导开展进一步的疫情进展报告、病例管理等工作。

4. 及时隔离患病学生。当学生在教室、卫生间等场所内发生呕吐时,教师应立即疏散其他健康学生远离被呕吐物污染区域,并向校医汇报,配合校医及保洁人员规范处理呕吐物。将患病学生单独隔离,通知家长带其就医或回家休息。患病学生隔离至症状消失后 3 天,并查验复课证明方可复课。

5. 注意个人卫生,勤洗手,保持手卫生,消毒湿巾和免冲洗手消毒液不能代替标准洗手程序。

6. 养成良好饮食习惯,做到营养均衡。生吃瓜果或蔬菜时要清洗干净,不徒手直接接触即食食品。

7. 增强身体抵抗力,适度运动,保证睡眠充足。

8. 加强学校、家庭生活学习场所的清洁消毒和通风换气,日常以常规清洁通风为主。

9. 加强健康宣教和健康引导,每年诺如病毒感染高发季节前、寒假前对学生及家长加强诺如病毒感染防控知识宣传教育,倡导学生养成良好的卫生习惯和饮食习惯,包括勤洗手、不喝生水、生熟食物分开等。

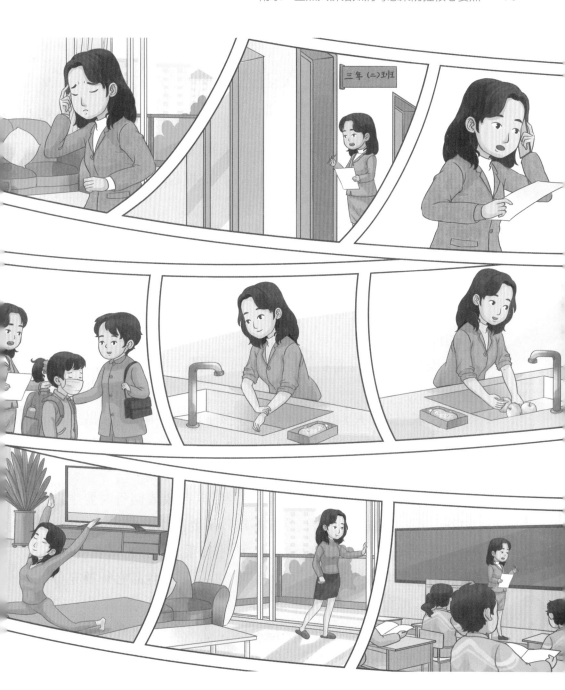

（三）家长（监护人／看护人）

1. 家长（监护人／看护人）若出现腹泻、呕吐、恶心、腹痛等症状，或为急性胃肠炎患者／隐性感染者时，应报告单位并及时就医，居家或入院隔离到症状完全消失后 3 天。

2. 因诺如病毒感染居家隔离时尽量做到分餐、分房，避免与其他健康的家人近距离接触，尤其不要亲自做饭或照顾老人和孩子。

3. 诺如病毒感染流行期间，家长（监护人／看护人）应多加关注孩子的胃肠炎相关症状，早发现、早诊断、早隔离，避免造成更大范围的传染。

4. 家长（监护人／看护人）在照看孩子时应注意个人卫生习惯，做好手卫生。

5. 家长（监护人／看护人）要引导孩子注意用眼卫生，做好近视防控。适当科学运动，平衡营养膳食，安排好作息，提高机体免疫力。

6. 饭前便后、制作食物前需洗手，制作、存放或储备时要生熟食物分开，使用的砧板、剪刀、盆碗等器具不要混用。

7. 生吃瓜果或蔬菜时要清洗干净，不徒手直接接触即食食品。对于牡蛎等贝类海鲜等有高风险感染诺如病毒的食品必须要充分加热煮熟后再食用。

8. 加强家庭生活场所的清洁消毒和通风换气，日常以常规清洁通风为主。患者家庭环境需依据医务人员指导加强消毒，避免在家庭内造成传播。

9. 日常生活中家长（监护人／看护人）要加强对孩子的健康引导，培养良好的饮食卫生和健康生活习惯。每年 10 月份到次年 3 月份是诺如病毒急性胃肠炎流行的高发时期，在此期间家长应多加关注孩子的饮食卫生。

10. 掌握诺如病毒感染科学防治知识,避免过度担心和恐慌。诺如病毒感染后一般病情轻微,持续时间短,预后良好;若孩子患病,家长应科学应对,无须过于担心、恐慌。

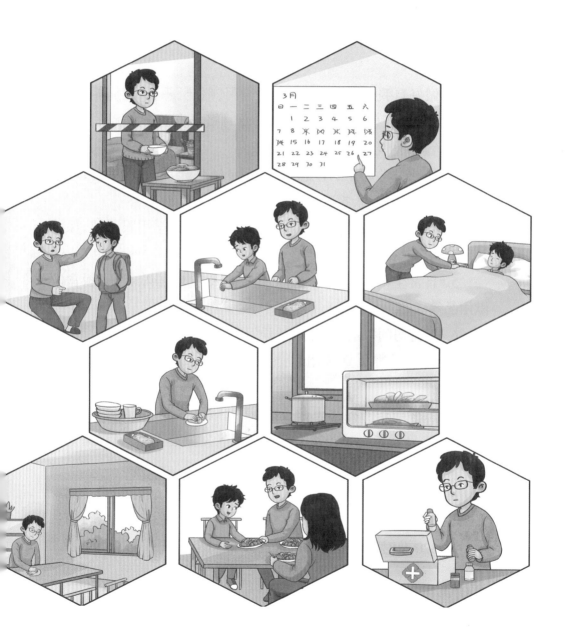

（四）学　生

1. 养成良好卫生习惯,包括勤洗手、不乱摸、不吃手、不喝生水等。洗手时要注意按照"六步洗手法"正确洗手,双手揉搓时间不少于 20 秒。

2. 做好自我健康监测,如出现腹泻、呕吐、恶心、腹痛等症状,或为急性胃肠炎患者 / 隐性感染者,及时报告班主任并就医。症状消失 3 天后,持复课证明再返回学校。

3. 保持科学规律的作息时间,保证睡眠充足,劳逸结合,适度运动,平衡营养膳食,提高机体免疫力。

4. 加强近视防控,在校或隔离期间,坚持科学用眼习惯,保持正确读写姿势,严格控制视屏时间。

5. 日常生活用品单独使用,不与他人共用毛巾、杯子、饭盒洗漱用品等。

6. 保持房间整洁,通过适时开门和开窗保证通风。

7. 外出时避免直接用手触摸公用物体表面,触摸后须及时洗手。

8. 掌握正确防控知识和技能,诺如病毒急性胃肠炎属于自限性疾病,患病后不必过于担心。多数患者发病后无须治疗,保证充分休息、清淡饮食,休息 2~3 天即可康复。

9. 有担忧或烦恼时,及时和父母或老师沟通,寻求帮助。如果心理压力较大,不能在父母或老师的帮助下做到自我调节,可通过电话 12320 及时寻求专业心理援助。

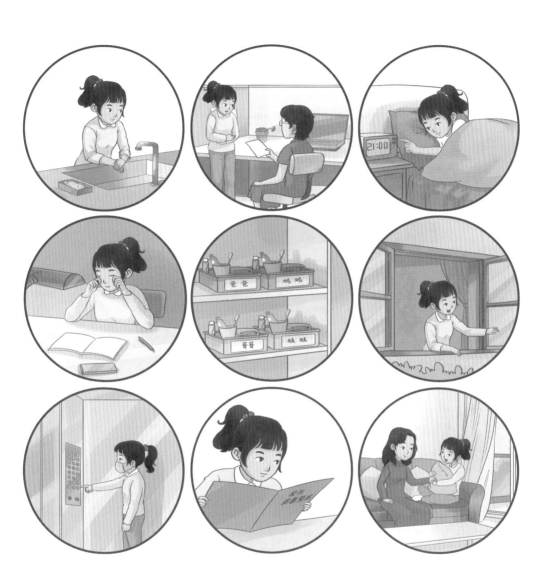